COMPLETA LA DISINTOSSICAZIONE CON VITAMINE

AUMENTA LA TUA SALUTE CON VITAMINE IDROSOLUBILI E LIPOSOLUBILI, MIGLIORA LA TUA PELLE, I CAPELLI, LE UNGHIE E IL TUO ASPETTO

Jessy M. Brown

Indice dei contenuti

Introduzione

Le vitamine sono nutrienti essenziali, che fanno parte di un processo necessario che aiuta a liberare energia dagli alimenti nella loro composizione e da quelli consumati per mantenere la pelle, i nervi e i globuli rossi in un costante processo di ringiovanimento.

I due tipi di gruppi vitaminici sarebbero classificati come vitamine liposolubili e vitamine idrosolubili. Le vitamine liposolubili sono le vitamine A, D, E e K e tutte si trovano generalmente nel contenuto di grassi degli alimenti. Fonti di queste possono essere trovate anche in prodotti alimentari come oli vegetali, noci, tuorli d'uovo, olio di pesce, cereali integrali e verdure a foglia verde intenso.

Le vitamine idrosolubili si presentano sotto forma di complessi di vitamine B, C e B. Contiene elementi come tiamina, riboflavina, niacina, folato, biotina e acido pantotenico che sono tutto ciò di cui il corpo ha bisogno per svolgere funzioni specifiche per garantire il funzionamento ottimale di tutti i sistemi corporei.

Tutti questi ingredienti vitali che il corpo ha bisogno e non può ottenere dalla dieta quotidiana possono essere ottenuti assumendo le opportune combinazioni e quantità di multivitamine e integratori minerali. Tuttavia, occorre prestare attenzione quando si assumono queste vitamine e minerali, poiché alcune di esse non funzionano bene insieme e per alcuni sistemi corporei possono finire per essere immagazzinate e causare condizioni di tossicità. Questo è particolarmente vero perché altri farmaci vengono assunti contemporaneamente.

Carenze vitaminiche

L'assunzione di vitamine non ha ancora raggiunto l'ideale dove chiunque può soddisfare regolarmente le esigenze quotidiane dell'organismo. Alcune delle ragioni includono l'elevato costo degli integratori e dei minerali, piani dietetici inadeguati, la mancanza di un apporto alimentare nutriente, la mancanza di disponibilità di prodotti alimentari freschi come frutta e verdura fresca e, naturalmente, la scelta di alimenti non sani che prevale sempre nel consumo.

> ### *I rischi*

Le carenze vitaminiche possono contribuire ad un gran numero di malattie e anche alla mancanza di funzioni corporee ottimali. Questi possono essere chiaramente dimostrati dall'incapacità della persona di funzionare quotidianamente con l'acutezza mentale e la precisa e precisa esecuzione fisica delle funzioni, e la presenza di frequenti episodi di affaticamento.

I gruppi ad alto rischio che più probabilmente soffrono di carenze vitaminiche sono gli anziani, gli adolescenti, le donne giovani o in gravidanza e in allattamento, gli alcolisti, i fumatori di sigarette, i vegetariani, le persone a stomaco vuoto o in interventi dietetici, le persone che abusano di lassativi, i consumatori di contraccettivi e analgesici e altri farmaci per malattie croniche e le persone con disturbi specifici del tratto gastrointestinale.

Oltre a queste persone che vivono uno stile di vita frenetico o che hanno poca attività fisica nei loro programmi quotidiani, saranno anche un altro gruppo che molto probabilmente soffrirà di carenze vitaminiche.

Alcune delle carenze più pronunciate,

come la carenza di vitamina A, sono note per essere la principale causa di cecità prevenibile, malattie e gravi infezioni che colpiscono i bambini. La mancanza di vitamina D nella dieta potrebbe portare a ossa fragili, in quanto questa vitamina è essenziale per la formazione e la crescita delle ossa.

L'integrazione di vitamina E svolgerà un ruolo importante nel sostenere la crescita cerebrale e le funzioni cardiovascolari e respiratorie. La mancanza di vitamina B è anche dannosa per la salute generale del sistema corporeo, in quanto è l'elemento principale nella produzione di globuli rossi che mantiene efficiente il sistema nervoso.

Quali tipi di vitamine ci sono?

L'ottenimento di tutti i fabbisogni nutrizionali dell'organismo può essere fatto attraverso l'assunzione giornaliera o regolata di vitamine. Ci sono due categorie di base di vitamine che sono solubili in acqua e liposolubili.

Le vitamine idrosolubili sarebbero le vitamine B e C, mentre le vitamine liposolubili sarebbero le vitamine A, D, E e K. Le vitamine idrosolubili sarebbero eliminate dal sistema corporeo su base regolare, da qui la necessità di consumare dosi giornaliere di questo tipo di gruppo.

Le vitamine liposolubili sono spesso immagazzinate nei tessuti grassi del corpo, da qui la necessità di utilizzarle per evitare inutili ritenzioni che potrebbero causare complicazioni mediche negative.

> ## Tipi di vitamine

Di seguito è riportato un elenco di alcune delle vitamine più importanti che sono comunemente raccomandate e consumate:

Vitamina A - questo gioca un ruolo nel miglioramento della vista e nel mantenimento di condizioni di salute della pelle. Può essere ottenuto da uova, latte, albicocche, spinaci e patate dolci.

Vitamina B - Questa vitamina particolare ha altre sezioni di ripartizione tra cui B1, B2, B6, B12, niacina, acido folico, biotina e acido pantotenico.

Generano l'energia di cui il corpo ha bisogno per le funzioni quotidiane e partecipano attivamente alla produzione di globuli rossi che trasportano ossigeno in tutto il sistema corporeo.

Questi possono provenire da grano, avena, pesce, crostacei, verdure a foglia, latte, yogurt, fagioli e piselli.

Vitamina C - questa vitamina aiuta a

rafforzare le gengive e i muscoli, mentre aiuta a guarire le ferite e superare le infezioni. La sua fonte principale sono pomodori, cavoli, broccoli e fragole.

Vitamina D - rinforza ossa e denti e aiuta anche nell'assorbimento del calcio. Si trova nel pesce, nel tuorlo d'uovo, nel latte e in alcuni altri prodotti lattiero-caseari.

Vitamina E - si prende cura delle funzioni polmonari e aiuta anche nella formazione dei globuli rossi. Si trova nelle noci, nelle foglie verdi, nell'avena, nel grano e nel latte.

Vitamine negli alimenti

Sebbene gli alimenti naturali siano ricchi di una varietà di vitamine, va notato che molte di queste vitamine vengono perse a causa della conservazione, della cottura e della manipolazione.

Pertanto, è importante curare con attenzione gli alimenti naturali in modo che l'integrità del prodotto rimanga intatta. Alcune vitamine non devono essere assunte con altri farmaci e alcune combinazioni vitaminiche non sono adeguate.

Per ottenere i migliori risultati, è necessario consultare un medico professionista in modo che si possa progettare una combinazione appropriata per soddisfare le esigenze e i desideri della persona.

➢ *Fonti*

Di seguito è riportato un riassunto generale delle varie fonti alimentari delle vitamine più comuni:

Vitamina A - fegato di manzo, pesce grasso, latte, tuorli d'uovo e formaggio.

Vitamina C - arance, cavolini di Bruxelles, fragole, broccoli, cavolo.

Vitamina D - sardine in scatola, sgombri, aringhe, gamberetti, fortifica il latte.

Beta-carotene - pesche, patate dolci, carote, spinaci, carote, spinaci, zucca di ghiande.

Vitamina E - olio di germe di grano, olio di cartamo, olio di girasole, spinaci, germe di grano, in altre parole, uova e avena.

Vitamina K - cime di rapa, broccoli, cavoli, cavoli, spinaci e fegato di manzo.

Vitamina B1 (tiamina) - germe di grano, prosciutto, fegato di manzo, arachidi, piselli verdi, maiale e riso integrale.

Vitamina B2 (riboflavina) - fegato di manzo, latte, yogurt, avocado, cavolo e lievito.

Vitamina B3 (niacina) - pollo, salmone, manzo, burro di arachidi, patate, semi di girasole e prugne.

Vitamina B% (acido pantotenico) - fegato di manzo, uova, avocado, funghi, latte, noci e verdure verdi.

Vitamina B6 (piridossina) - banane, avocado, manzo, pollo, pesce, semi e cavolo.

Vitamina B12 (cobalamina) - fegato di manzo, vongole, tonno, yogurt, latte, formaggio e uova.

Acido folico (vitamina BC) - fegato di manzo, spinaci, succo d'arancia, lattuga romana, barbabietole, carote, tuorlo d'uovo, avocado e albicocche.

Biotina - fegato di manzo, mandorle, burro di arachidi, uova, crusca d'avena, riso non lucidato, carne e latticini.

Come scegliere le vitamine giuste?

Anche il piano dietetico più completo spesso non soddisfa tutte le esigenze nutrizionali quotidiane di tutti, dai bambini agli adulti. Alcune delle ragioni di questi squilibri sono, ad esempio, l'inadeguatezza dei piani alimentari, l'eccessivo consumo di cibi veloci e convenienti e il fatto che non ci sono abbastanza frutta e verdura per occupare un posto di rilievo nella dieta quotidiana.

Qui è dove il supporto nutrizionale delle vitamine può essere utile. Tuttavia, sarebbe pazzesco supporre che sia così e che tutte le vitamine siano adatte a tutti allo stesso modo.

Alcune considerazioni devono essere fatte, come lo stile di vita, la disponibilità di prodotti alimentari naturali, problemi di salute individuale e altri fattori che giocano un ruolo dominante nel decidere la giusta vitamina da consumare.

➢ *La selezione*

Quasi tutti i medici esperti credono ancora che la migliore fonte di vitamine è ancora alimenti naturali, ma a causa di una varietà di motivi non è sempre possibile ottenere il fabbisogno giornaliero attraverso questa unica fonte, quindi, la necessità di creare un equilibrio con l'aggiunta di vitamine nel regime nutrizionale quotidiano.

La maggior parte degli esperti sostengono il consumo di una dose giornaliera di multivitamine, che di solito è sufficiente per trattare adeguatamente qualsiasi carenza, se l'individuo è già in un piano dietetico abbastanza sano.

Tuttavia, se l'individuo sta già assumendo un altro farmaco per curare altre condizioni mediche, potrebbe non essere un'opzione appropriata da considerare. Alcune vitamine non reagiscono bene ad alcuni farmaci e questo dovrebbe essere attentamente considerato per evitare effetti negativi per il sistema corporeo, mentre si prendono entrambi senza consultare un medico.

Le donne che allattano e le donne in gravidanza hanno bisogno di tutta una serie di altre vitamine per aiutare a bilanciare eventuali carenze dovute alle condizioni in cui si trovano. Allo stesso modo, quelli del gruppo più anziani possono anche bisogno di dosi più elevate di vitamine o di una varietà diversa rispetto al gruppo più giovane, poiché le persone anziane tendono a mangiare meno e la loro dieta quotidiana di solito non contengono tutte le vitamine necessarie di cui il corpo ha bisogno.

Vitamine per i bambini..... E' sicuro?

Da tempo è stato stabilito che la maggior parte dei bambini allattati al seno ha una dieta completa, sana ed equilibrata e che i genitori non devono preoccuparsi della mancanza di cibo.

Tuttavia, negli ultimi anni, la ricerca ha dimostrato che molte donne in gravidanza e in allattamento non seguono un piano alimentare completo e sano per se stesse, che a sua volta influisce sulla salute generale del bambino.

In alcuni casi può essere necessario integrare un piano alimentare per bambini con vitamine specificamente identificate. In nessun caso un bambino deve essere nutrito con vitamine da banco senza l'approvazione di un medico esperto.

➢ Per il bambino

Alcuni bambini possono aver bisogno di integratori di vitamina D se la loro assunzione giornaliera di latte è inferiore a 32 once di latte artificiale o latte materno, anche se può essere un po' più difficile misurare la quantità di latte consumato se non è espresso in una bottiglia........

I bambini prematuri e i bambini nati con problemi di salute possono aver bisogno dell'aiuto di integratori vitaminici per aiutarli a combattere per rimanere in salute e crescere di conseguenza.

Questo vale anche per la madre che ha avuto precedenti problemi di salute, quindi potrebbe non essere in grado di fornire tutte le vitamine complete e necessarie al feto quando porta il bambino a termine.

Alcune madri che seguono una dieta vegetariana durante la gravidanza possono anche avere bisogno di prendere in considerazione una qualche forma di integratore vitaminico per il bambino qualche tempo dopo i primi 6 mesi di vita del bambino.

Alcune raccomandazioni popolari che i medici possono suggerire per i bambini includono un supplemento di ferro, vitamina D, vitamina B12 e DHA, che è un importante integratore di omega-3.

Tuttavia, nessuno di loro dovrebbe essere incorporato nella dieta di un bambino senza la raccomandazione specifica di un medico. Anche così, dovrebbe essere fatto solo dopo che un esame medico approfondito è stato effettuato.....

Vitamine per adulti

La maggior parte degli adulti oggi non sono in grado di ottenere il pieno fabbisogno nutrizionale del loro piano dietetico giornaliero per una serie di motivi. Anche se le scelte alimentari più sane vengono preparate e consumate quotidianamente, ciò non significa necessariamente che si raggiunga l'apporto nutrizionale ottimale.

Ciò può essere dovuto al fatto che alcuni metodi di coltivazione e conservazione, e anche metodi di cottura o preparazione, contribuiscono agli effetti negativi sull'integrità dell'alimento naturale stesso, cosicché quando è pronto per il consumo la maggior parte del valore del suo contenuto originale è andato perduto.

Gli stili di vita influiscono anche sulle esigenze nutrizionali dell'organismo, quindi solo dopo aver preso in considerazione tutti questi fattori è possibile scegliere l'integratore ideale.

> ### *Per adulti*

Idealmente, la dieta quotidiana dovrebbe contenere tutti i gruppi di alimenti, come i gruppi di frutta, i gruppi di verdura, le fonti di noci e cereali, le fonti di carne e proteine e i gruppi di legumi. Tuttavia, per un motivo o per l'altro, è quasi sempre impossibile creare una dieta equilibrata con tutti questi gruppi inclusi quotidianamente.

Decidere di assumere dosi di vitamine come sostituto di un adeguato apporto alimentare non è qualcosa da considerare, in quanto questo non è sicuramente adeguato alle esigenze quotidiane dell'organismo.

Tutti gli adulti dovrebbero avere tutte le seguenti vitamine incluse nei loro piani alimentari giornalieri:

Vitamina A - per la riproduzione cellulare quotidiana e condizioni immunitarie ottimali per combattere le malattie. Questo è necessario anche per la formazione di alcuni ormoni, aiuta la vista e la crescita ossea, mantenendo la salute della pelle, dei capelli e delle mucose.

Vitamina B - per la produzione e il mantenimento dei livelli energetici, la conversione dei carboidrati in fonti di energia, il funzionamento ottimale del muscolo cardiaco e del sistema nervoso.

Vitamina B2 - importante per la crescita e le capacità riproduttive dell'organismo, insieme alla crescita dei globuli rossi e al rilascio di energia dai carboidrati.

Vitamine per anziani

Per la persona anziana, creare e mantenere un piano dietetico ideale per quella fascia d'età può essere una sfida. Questo perché ci sono molti fattori connettivi che determinano il benessere di questa fascia d'età.

Questi fattori possono includere l'uso di farmaci per alcuni disturbi, la mancanza di energia o l'interesse a preparare pasti nutrienti, soprattutto se destinati al consumo di una sola persona, la mancanza di accesso all'acquisto di prodotti freschi e restrizioni finanziarie.

Tuttavia, occorre considerare seriamente la necessità di garantire che il gruppo di anziani cerchi di seguire un piano dietetico equilibrato e nutriente. Questo può essere fatto con l'aiuto di vitamine per integrare eventuali carenze riscontrate nel piano alimentare della persona o nel trucco medico.

> ## *Per gli anziani*

Di seguito sono riportate alcune delle vitamine che idealmente dovrebbero essere prese in considerazione per il consumo da parte di questa particolare fascia di età:

Vitamina D - questa vitamina aiuterà l'organismo ad assorbire il calcio in quanto questa fascia di età è più incline all'osteoporosi. Questa vitamina aiuta anche nella lotta contro la maggior parte delle malattie cardiache, a cui questa fascia di età è sensibile.

Tutti i vari tipi di vitamina B - il gruppo di anziani ha spesso difficoltà a creare il proprio acido gastrico, che è essenziale per essere in grado di aiutare a trasformare alcuni alimenti in elementi che il corpo può utilizzare.

Oltre ad aiutare in quest'area, aiuta

anche a mantenere il cervello in condizioni ottimali in modo da tenere a bada la perdita di memoria e altre malattie cerebrali.

Vitamina K - questo è particolarmente utile per combattere qualsiasi insorgenza del morbo di Alzheimer. Aiuta anche il coagulo di sangue in modo più efficace, in quanto la maggior parte delle persone anziane attestano di avere problemi significativi nel controllo delle emorragie. In alcuni casi, è stato anche osservato che questa vitamina può aiutare a migliorare le condizioni di opteoporosi.

Attenzione al sovradosaggio di vitamine!

Ci sono molte ragioni per cui le persone tendono a prendere un'overdose di vitamine, e in alcuni casi non si rendono nemmeno conto di questa condizione fino a quando non appare su qualche esame medico che è causata da una malattia. Il sovradosaggio può essere dovuto a una serie di motivi e la maggior parte di essi sono semplicemente perché la persona è imprudente o male informata.

L'assunzione di integratori vitaminici senza un adeguato controllo medico non è raccomandata anche perché alcune vitamine non reagiscono bene ad altri farmaci che l'individuo può assumere per determinate condizioni mediche.

L'assunzione di questi integratori vitaminici può causare la mutazione di altri farmaci o almeno diventare inefficace nel trattamento della malattia per la quale il trattamento è stato prescritto.

Questo, naturalmente, potrebbe portare a una situazione molto pericolosa per l'individuo. Ci sono anche alcune vitamine che sono noti per eliminare gli effetti di altre vitamine se presi insieme. È molto importante anche seguire il dosaggio prescritto sulla confezione, in modo che qualsiasi deviazione può provocare un'overdose, specialmente se assunta in eccesso solo per compensare le sessioni mancate.

Un altro modo per garantire che un individuo non sia suscettibile di sovradosaggio di vitamine è quello di sottoporsi periodicamente ad esami del sangue, in quanto eventuali elementi negativi appariranno chiaramente nelle relazioni sulle salme.

Conclusione

Conclusione della riunione

Prendere integratori vitaminici solo perché è la cosa giusta da fare non è una ragione sufficiente per iniziare con questo reggimento. Anche l'assunzione di vitamine senza considerare lo stile di vita complessivo dell'individuo non è una buona idea.

Per alcuni che assumono integratori vitaminici lo fanno, invece di un adeguato apporto alimentare, e anche questo non è prudente. Tutti questi scenari possono e di solito portano il corpo a non essere in grado di assorbire la vitamina abbastanza velocemente e quindi trattenerla per eventuali complicazioni mediche negative, o ad essere sprecato, dal momento che viene semplicemente eliminato dal sistema corpo senza usare.....

Spero che tu stia andando verso una migliore comprensione delle vitamine ora.

Ora sì, vi auguro il meglio dei vostri risultati, e ricordate, tutto è pratico; la teoria senza azione non vi serve a nulla. Porta tutto quello che si impara nella vita reale.

Un grande abbraccio, il tuo amico, Jessy!

A proposito, quando si raggiungono i risultati a poco a poco, vi consiglio vivamente, se volete imparare molto di più sui metodi di perdere peso, il mio libro, su "COME fare una completa DEINTOXICATION NATURALE", è un libro che sono sicuro vi aiuterà molto sulla strada per "buona salute". Senza ulteriori indugi, potete trovarlo nel motore di ricerca di Amazon, come: "Come fare una disintossicazione naturale completa" o cercando il mio nome, come: "Jessy M. Brown".... Ancora una volta vi auguro di avere successo nei vostri risultati!